VORGESCHICHTE UND GEGENWÄRTIGE EINRICHTUNG

DER

PSYCHIATRISCHEN KLINIK

IN STRASSBURG

REDE

ZUR FEIER DER ERÖFFNUNG DES NEUBAUS DER KLINIK

GEHALTEN AM 29. OKTOBER 1886 VON DEM DIREKTOR DERSELBEN

PROF. DR. F. JOLLY

STRASSBURG
VERLAG VON KARL J. TRÜBNER
1887

Durchlauchtigster Fürst!

Hochansehnliche Versammlung!

Sie haben mir die Ehre erwiesen, heute hier zu erscheinen, um mit mir die Eröffnung des Neubaus der psychiatrischen Klinik — einer dem Unterrichte gewidmeten Anstalt — durch einen akademischen Akt zu feiern.

Ich möchte bei dieser Gelegenheit versuchen, Ihnen ein Bild von der Einrichtung und von dem Zwecke der Klinik in ihrer jetzigen Gestalt zu entwerfen, und ich glaube — da das Fertige am leichtesten verstanden wird, wenn man auf seine Entwicklung zurückgeht — dieser Aufgabe nicht besser entsprechen zu können, als indem ich in kurzen Zügen die Entstehungsgeschichte dieser Klinik darlege. Dabei muss ich aber zunächst auf die Entstehungsgeschichte der Irrenabtheilung des Bürgerspitals zurückgehen, mit welcher die psychiatrische Klinik organisch verbunden ist.

Dass im Strassburger Bürgerspital eine Irrenabtheilung besteht, ist zwar in der jetzigen Form eine Einrichtung der neueren Zeit. Aber schon viel früher einmal war etwas Aehnliches vorhanden und die damalige Abtheilung war sogar gleichzeitig die einzige Irrenanstalt im Lande, in welcher die Geisteskranken der beiden elsässischen Bezirke und des deutschredenden Theiles von Lothringen untergebracht wurden, so weit der Platz reichte.

Wann zuerst diese alte Irrenabtheilung eingerichtet worden ist, war nicht mit Bestimmtheit zu ermitteln. Sicher hat sie schon im vorigen Jahrhundert bestanden und aus den ersten Jahrzehnten unseres Jahrhunderts liegen zahlreiche Zeugnisse über sie vor, welche freilich auch alle darin übereinstimmen, dass sie unzureichend sei und durch etwas besseres ersetzt werden müsse.

Nach einem Berichte der Spitalcommission aus dem Jahre 1814 verfügte die Abtheilung damals über 47 Betten. 1819 hatte sie sich, wie ein weiterer Bericht ergibt, auf 65 bis 70 Betten vermehrt. Es waren 9 Zellen für Männer und ebensoviele für Frauen vorhanden, die im wesentlichen als Holzverschläge in die Säle hineingebaut gewesen zu sein scheinen. Die Säle selbst waren nicht gedielt, sondern mit Steinplatten belegt; sie dienten gleichzeitig als Schlaf-, Ess- und Wohnräume. Besondere Höfe oder Gärten für die Abtheilung waren nicht vorhanden, die Kranken vielmehr auf die Mitbenützung des allgemeinen Spitalhofes angewiesen.

Dass dieser Zustand auch in jener Zeit schon als ein unbefriedigender empfunden wurde, ist nicht zu verwundern. Hatte doch damals schon allerwärts die grosse und erfolgreiche Bewegung begonnen, die auf Verbesserung des Looses der Geisteskranken gerichtet war, und waren es doch gerade in Frankreich die von Pinel und Esquirol ausgehenden Reformen des Irrenwesens, die in den weitesten Kreisen zur Nacheiferung anspornten.

Man hatte überall damit begonnen, die Verwahrung von Geisteskranken in Zucht- und Arbeitshäusern, wie sie im vorigen Jahrhundert ganz allgemein üblich war, als barbarischen Zustand zu brandmarken und zu beseitigen.

Aber auch ihre Verpflegung in Spitalabtheilungen in der damals bestehenden Form konnte für die grosse Zahl dieser Kranken nicht mehr genügen. Es fehlte an Räumlichkeiten zur Sonderung je nach der Art der Krankheit. Es fehlte an Areal für Höfe und Gärten, in denen ungehinderte Bewegung und zugleich Beschäftigung der Kranken zu ermöglichen war.

Man kam daher bald dazu, die neuen Anstalten, denen immer grössere Mengen von Kranken zugeführt wurden, auf das Land zu verlegen, wo sie, in ruhiger, gesunder Gegend und entfernt von dem Lärm der Städte eine in sich abgeschlossene Welt bildeten, in welcher man den Kranken mehr und mehr Freiheit gewähren konnte und in welcher auch die Beschäftigung derselben mit landwirthschaftlichen Arbeiten sich mehr und mehr einbürgerte und segensreich erwies.

Auch hier in Strassburg und zugleich für die elsässischen Bezirke wurde die Frage in diesem Sinne gelöst. Man hatte allerdings längere Zeit geschwankt, ob nicht in der Stadt selbst eine allgemeine

Bezirksirrenanstalt errichtet werden sollte. Es waren verschiedene ältere Gebäude zum Umbau in Aussicht genommen worden, so das ehemalige Zuchthaus, dann St. Johann und insbesondere die Kaserne zu St. Margarethen, welche letztere man für ausreichend hielt, zur Aufnahme von 300 Kranken hergerichtet zu werden.

Aber schliesslich überwogen doch die Gründe, welche für die Verlegung in vollkommen ländliche Umgebung sprachen, und so entschied man sich nach langen Verhandlungen für die Errichtung der neuen Anstalt in Stephansfeld und im Jahre 1835 konnte dieselbe endlich dem Betrieb übergeben werden.

Es liegt nicht in meiner Aufgabe, auf die Geschichte und Entwicklung dieser, zu so grosser Ausdehnung und Blüthe gelangten Anstalt weiter einzugehen, zumal in nächster Zeit von berufenster Seite eine ausführliche Veröffentlichung hierüber zu erwarten ist[1]. Hervorheben muss ich nur noch, dass die Anstalt gleichzeitig an die Stelle der alten Irrenabtheilung des Bürgerspitals getreten ist und dass die letztere somit vor etwas mehr als 50 Jahren zu bestehen aufgehört hat, indem auch die Verpflichtung des Spitals zur Verpflegung von Geisteskranken durch Bezahlung einer bestimmten Summe an die Anstalt Stephansfeld abgelöst wurde[2].

In der Folge wurden Geisteskranke hier nur noch im Nothfalle und vorübergehend aufgenommen. Für solche vorübergehende Aufnahme wurde aber alsbald eine neue gesetzliche

[1] Dieselbe ist inzwischen erschienen als Einleitung zu dem «Bericht über die Verwaltung der vereinigten Bezirks-Irren-Anstalten Stephansfeld-Hördt für 1885/86 erstattet von dem Director Sanitätsrath Dr. Stark», Strassburg 1886.

[2] Es geschah dies in Gemässheit des Art. 28, Absatz 2 des französischen Irrengesetzes, welcher lautet: Les hospices seront tenus à une indemnité proportionnée au nombre des aliénés dont le traitement ou l'entretien était à leur charge et qui seraient placés dans un établissement spécial d'aliénés. Die von Seiten des Strassburger Spitals jährlich zu bezahlende Summe wurde durch Beschluss des Präfecturrathes vom 27. August 1840 auf 11 646 Franken festgesetzt.

Verpflichtung hergestellt, indem das am 30. Juni 1838 erlassene französische Irrengesetz in seinem Artikel 24 bestimmte, dass in allen Spitälern Vorsorge getroffen werden müsse, zur Aufnahme von Geisteskranken, bevor dieselben in die Irrenanstalten verbracht werden könnten oder auf dem Transporte nach denselben[1].

Das dieser Bestimmung entsprechend hier eingerichtete sogenannte *dépôt des aliénés* war einfachster Art und bildete selbstverständlich nicht mehr eine selbstständige Krankenabtheilung. Ein Zimmer für Männer und eines für Frauen lagen nebeneinander, jedes ein Wärterbett und ein Krankenbett enthaltend und jedes mit zwei nebeneinander liegenden Zellen verbunden, so dass also für jedes Geschlecht drei Plätze bestanden. Abgesonderte Gärten oder Höfe waren nicht vorhanden.

Der durchschnittliche tägliche Bestand dieses Dépôts betrug in den sechziger Jahren 3 bis 4 Kranke, zeitweise mehr, zeitweise weniger, gelegentlich kam es auch vor, dass dasselbe für einige Zeit leer stand. Nicht so ganz unerheblich war aber doch die Zahl der Aufnahmen in das Dépôt, welche in dem genannten Jahrzehnt zwischen 38 und 85 Kranken jährlich schwankte. Unter diesen befanden sich immer in grösserer Anzahl solche, welche von andern Abtheilungen des Spitals wegen dort zur Entwicklung gekommener Geistesstörung verlegt werden mussten[2].

Nebenbei wurden freilich die vorhandenen Tobzellen des Irren-Dépôts auch noch zu einem ganz anderen Zwecke benutzt, nämlich

---

[1] Les hospices et hôpitaux civils seront tenus de recevoir provisoirement les personnes qui leur seront adressées en vertu des articles 18 et 19, jusqu'à ce qu'elles soient dirigées sur l'établissement spécial destiné à les recevoir, aux termes de l'article premier, ou pendant le trajet qu'elles feront pour s'y rendre.

Dans toutes les communes où il existe des hospices ou hôpitaux, les aliénés ne pourront être déposés ailleurs que dans ces hospices ou hôpitaux Dans les lieux où il n'en existe pas, les maires devront pourvoir à leur logement, soit dans une hôtellerie, soit dans un local loué à cet effet.

Dans aucun cas, les aliénés ne pourront être ni conduits avec les condamnés ou les prévenus, ni déposés dans une prison.

[2] Die Zahl dieser Kategorie von Aufnahmen schwankte in dem angegebenen Zeitraum zwischen 12 und 19 jährlich.

als Arrestlokal, um solche Spitalpfründner, die sich betrunken oder sonst ungebührlich betragen hatten, für eine Nacht zu interniren. Schon hieraus geht hervor, dass von einem eigentlichen Krankendienst in dem Dépôt nicht die Rede sein konnte. Das ganze Personal bestand aus einem Wärter und einer Wärterin, die aber auch nicht beständig anwesend sein konnten, sondern zugleich in andern Krankenabtheilungen Dienste thun mussten. Der häufige Gebrauch der Zwangsjacke war unter solchen Umständen unvermeidlich.

Aus diesen spärlichen und ungenügenden Resten wurde nun abermals eine Irrenabtheilung entwickelt, nachdem an der neugegründeten Universität auch ein Lehrstuhl für Psychiatrie errichtet worden war. Im Sommer 1872 übernahm Professor v. Krafft-Ebing diesen Lehrstuhl und begann er zugleich klinische Demonstrationen an den Kranken des Irrendépôts vorzunehmen, welche zunächst allerdings noch durch Besuche mit den Zuhörern in den benachbarten Irrenanstalten Stephansfeld und Illenau ergänzt wurden.

Der Anfang war unter diesen Umständen schwierig genug. Es fehlte an Material zur Demonstration und es fehlte zur Vermehrung des Materials an genügenden Räumlichkeiten. Der erste Zuwachs wurde dadurch erreicht, dass die im Spitale vorhandene Epileptikerabtheilung mit einem Bestande von 30 Betten der Leitung des psychiatrischen Klinikers mit unterstellt wurde und theilweise auch zur Aufnahme von ruhigen Geisteskranken mit verwendet werden konnte.

Weiter wurde dann von Seiten der Spitalcommission ein Saal mit 10 Betten frei gemacht und zur Aufnahme von Geisteskranken zur Verfügung gestellt und nach meinem Amtsantritte im Jahre 1873 ein zweiter Saal mit ebenfalls 10 Betten. Zugleich hatte sich die Commission in dankenswerther Weise bereit gefunden, einige bauliche Verbesserungen an den vorhandenen Zellen vornehmen zu lassen und die Abgrenzung eines kleinen Hofes für die Tobsüchtigen zu gestatten. Es konnte nun wenigstens nothdürftig für die Behandlung der Kranken gesorgt und der klinische Unterricht ertheilt werden — unter welchen Schwierigkeiten freilich, vermag nur der zu ermessen, der die damalige Abtheilung gesehen hat, wie sie, eingeschachtelt zwischen verschiedene Säle der syphilitischen Abtheilung und von allen Seiten beengt, der Luft und des Lichtes und der so unentbehrlichen Gärten ermangelte. Es bedurfte der ganzen Begeisterung, wie sie jene erste Gründungsepoche der Universität mit sich brachte, um unter solchen Verhältnissen hier auszuharren.

Erträglicher wurde die Lage der Irrenabtheilung und mit ihr der psychiatrischen Klinik erst dann, als im Jahre 1878 eine erhebliche Erweiterung und bauliche Veränderung zur Ausführung gebracht worden war, für welche durch Verlegung der syphilitischen Klinik in das sogenannte Epidemienhaus und dann durch Freimachung eines Theiles des ehemaligen Diakonissenhauses Raum verfügbar wurde.

Es waren nun in der provisorischen neuen Klinik Plätze für 48 Geisteskranke und 28 Epileptiker, zusammen also für 76 Kranke vorhanden. Die gesammte Abtheilung war freilich weit entfernt, grösseren Anforderungen zu entsprechen, sie bildete aber doch wenigstens ein nach aussen abgeschlossenes Ganzes und hatte 5 gesonderte Höfe und Gärten zur alleinigen Benutzung.

Inzwischen war ein wichtiger Schritt, um der Abtheilung genügenden Zugang und Bestand an Kranken zu sichern, schon im Jahre 1874 geschehen, indem der Bezirk Unterelsass sich bereit erklärte, Geisteskranke, wenn es beantragt wurde, in der hiesigen Irrenabtheilung zu den gleichen Sätzen wie in Stephansfeld und auch auf längere Zeit verpflegen zu lassen. Damit war die Abtheilung aus dem Zustande eines einfachen Irrendépôts wieder in den einer öffentlichen Irrenanstalt zurückgekehrt und wurde dementsprechend mit allen Rechten und Pflichten einer solchen ausgestattet.

Die neuen Räume waren aber unter diesen Umständen sehr bald nicht nur gefüllt, sondern überfüllt. Die Zahl der Jahresaufnahme, die in den ersten Jahren nach 1872 durchschnittlich 100 betrug, ist seit 1878 immer mehr angewachsen und im vergangenen Jahre 1885 bis auf 200 gestiegen [1]. In Folge davon erwies sich, obwohl alljährlich eine erhebliche Zahl von Kranken nach Stephansfeld abgegeben werden konnte [2], das im Jahre 1878 geschaffene Provisorium als immer unzulänglicher und in keiner Weise einen Neubau der Klinik ersetzend.

Ein solcher war schon lange geplant, aber in Ermangelung eines geeigneten Platzes immer wieder zurückgestellt worden [3]. Seine Ausführung wurde endlich ermöglicht, als durch die theilweise Erweiterung des Walles an der Spitalwallstrasse — Dank den Bemühungen des Curators der Universität, Herrn Unterstaatssekretärs Dr. Ledderhose — Bauplätze für eine Reihe von medicinischen Anstalten gewonnen worden waren und damit auch ein genügend grosses Areal für die psychiatrische Klinik angewiesen werden konnte.

Ich übergehe die Schwierigkeiten, welche bei der nun folgenden Projektirung der neuen Klinik zu überwinden waren — vorzugsweise durch den Umstand bedingt, dass das Gebäude auf einem doch noch verhältnissmässig beschränkten Raume und inmitten einer Reihe von andern medicinischen Bauten, hinreichend isolirt und rings von Gärten umschlossen hergestellt werden musste. Ich kann aber nicht unterlassen zu erwähnen, dass sich in der Ueberwindung dieser Schwierigkeiten sowie in der ganzen Anlage und Ausführung des Baues der Architekt desselben, Herr Salomon, in hervorragender Weise bethätigt hat — unterstützt in gleicher Weise von den Baube-

---

[1] Im Jahre 1886 wurden 215 Kranke in die Irrenabtheilung aufgenommen und 60 in die Epileptikerabtheilung. Vgl. auch die am Schlusse beigefügte Tabelle.

[2] Siehe die beigefügte Tabelle.

[3] Schon im Jahre 1872 führte die medicinische Facultät in einem Berichte an den Curator der Universität unter den nothwendigen Neubauten auch den einer psychiatrischen Klinik auf und bei jeder sich bietenden Gelegenheit hatte sich weiterhin das Project dieses Baues der thatkräftigsten Unterstützung von Seiten der Facultät zu erfreuen.

hörden der Universität und des Ministeriums wie von dem den Bau leitenden und beaufsichtigenden Techniker.

Nicht minder gebietet die Pflicht der Dankbarkeit, des warmen Interesses zu gedenken, dessen sich der Bau der Klinik von Seiten des Curatoriums und der Landesregierung sowie von Seiten des Landesausschusses zu erfreuen hatte, und das sich besonders auch in der Bereitwilligkeit zu erkennen gab, mit welcher die nach einem alten Projekte zu gering veranschlagte Bausumme durch eine erhebliche Nachbewilligung um den erforderlichen Betrag ergänzt wurde.

Der Bau wurde begonnen im Frühjahr 1883 und zu Ende geführt und zunächst theilweise bezogen im Mai 1886, worauf im Verlaufe des Juni die vollständige Uebersiedelung der Irren- und Epileptikerabtheilung erfolgte.

Nachdem ich Ihnen so die Entstehungsgeschichte der Irrenabtheilung und der mit ihr verbundenen psychiatrischen Klinik vorgeführt habe, möchte ich, bevor ich Ihnen die Pläne derselben vorlege, Ihre Geduld noch für kurze Zeit zur Erörterung einer Frage in Anspruch nehmen, die sich vielleicht manchem schon während der bisherigen Darstellung aufgedrängt hat.

Wesshalb, so wird man fragen, bemüht man sich, heutzutage eine Einrichtung wiederherzustellen, die man vor einem halben Jahrhundert als unzweckmässig verworfen und durch Anderes ersetzt hatte?

Ist es empfehlenswerth, solche Irrenabtheilungen von Neuem einzurichten und könnte nicht den Bedürfnissen des Unterrichts in anderer Weise genügt werden, im Anschlusse an bereits vorhandene Anstalten?

Lassen Sie mich zunächst den zweiten Theil der Frage beantworten, der sich auf den Unterricht bezieht.

An der Nothwendigkeit des psychiatrischen Unterrichts überhaupt wird heutzutage wohl nirgends mehr gezweifelt. Die grosse Zahl der Geisteskranken, die überall zu versorgen sind, führt mit zwingender Nothwendigkeit zu der Forderung, dass den Aerzten Gelegenheit gegeben werden muss, sich mindestens einige Kenntnisse von den vorkommenden Krankheitszuständen zu verschaffen und namentlich in den so wichtigen Anfangserscheinungen des Irreseins orientirt zu sein.

Aber wenn über das Bedürfniss an und für sich kein Zweifel vorhanden ist, so besteht doch noch manche Unklarheit in Bezug auf die Form, in welcher der psychiatrische Unterricht am besten ertheilt wird.

Vielfach war man namentlich früher der Meinung, dass nur das Material der grossen Irrenanstalten ausreiche, um die Mannigfaltigkeit der Erscheinungen des Irreseins zur Anschauung zu bringen, und man hielt es daher für das richtigste, dass die ärztlichen Leiter solcher Anstalten zugleich den klinischen Unterricht übernehmen sollten.

Ein Versuch dieser Art wurde in den sechziger Jahren auch hier im Elsass gemacht durch Dagonet, einen hervorragenden Vertreter des Faches, welcher als Chef-Arzt in Stephansfeld daselbst klinische Demonstrationen hielt, die von Strassburger Studirenden besucht wurden[1].

Der Versuch hat nach Dagonets Weggang keine Nachfolge mehr gefunden und es unterliegt wohl keinem Zweifel, dass hier die gleiche Schwierigkeit das Unternehmen zum Scheitern gebracht hat wie an anderen Orten. Solche Ausflüge nach grossen, in der Regel entfernt von den Städten gelegenen Anstalten, können ja naturgemäss, da sie viel Zeit in Anspruch nehmen, nicht häufig ausgeführt werden. Da dann in wenigen Stunden eine grösere Zahl von oft sehr verschiedenartigen Kranken demonstrirt werden muss, so wird der Anfänger mehr verwirrt als aufgeklärt. Er kommt nicht dazu, die Aeusserungen der einzelnen Krankheitsformen von den Aeusserungen der einzelnen erkrankten Individualitäten unterscheiden zu lernen, und er verfällt zu leicht der Verführung, einzelne mehr anekdotische Züge, die ihm

---

[1] *Dagonet* war médecin en chef von Stephansfeld von 1850—1867 und siedelte dann in gleicher Eigenschaft nach der Anstalt Sainte-Anne bei Paris über. Seit 1854 war er zugleich professeur agrégé der medicinischen Facultät in Strassburg.

an den Kranken auffallen, für den Ausdruck wesentlicher Krankheitsvorgänge zu halten.

Dieser Verwirrung ist nur vorzubeugen, wenn die Demonstrationen so häufig stattfinden können, dass jedes einzelne Mal nicht mehr als einer oder zwei Kranke gezeigt werden müssen, und wenn die Wahl unter diesen so getroffen werden kann, dass zunächst die typischen und einfachen und erst später die combinirten und mehr regellosen Krankheitsbilder erläutert werden. Die hiefür nöthige Stundenzahl lässt sich trotz der starken Besetzung des medicinischen Stundenplans gewinnen, wenn nicht durch entfernte Lage der Klinik Zeitverlust verursacht wird und wenn somit die Möglichkeit besteht, einzelne zwischen den andern frei bleibende Stunden für den psychiatrischen Unterricht zu verwenden.

Aus der Erkenntniss dieser Sachlage hat sich neuerdings immer allgemeiner das Bestreben entwickelt, die dem psychiatrischen Unterrichte dienenden Anstalten von den grossen Irrenanstalten zu trennen, sie in die Städte zu verlegen und sie in möglichst direkte Verbindung mit den übrigen Kliniken zu setzen. Sind dann ferner wie hier die Aufnahmebedingungen in liberaler Weise geordnet, so kommen aus der städtischen Bevölkerung zahlreiche Fälle akuter Erkrankung zur Aufnahme, und es ergibt sich die Möglichkeit, insbesondere auch die Anfangs-Stadien des Irreseins zur Anschauung bringen zu können, deren Kenntniss für den praktischen Arzt aus naheliegenden Gründen von hervorragender Bedeutung ist.

Wenn nun aber auch der klinische Unterricht in erster Linie dafür massgebend ist, dass in Universitätsstädten Irrenabtheilungen oder kleinere Irrenanstalten neben den anderen klinischen Anstalten errichtet werden müssen, so wäre es doch ein Irrthum zu glauben. dass diese Anstalten nicht auch abgesehen hievon eine wichtige Rolle in der Irrenfürsorge zu erfüllen vermöchten.

Im Gegentheile lässt sich sogar behaupten, dass sie mindestens für die grösseren Städte und für die grösseren Spitäler ein entschiedenes Bedürfniss sind.

Je grösser die Bevölkerung einer Stadt, um so zahlreicher sind selbstverständlich die in ihr vorkommenden Fälle psychischer Erkrankung. In noch rascherer Proportion wächst aber mit der Grösse der Stadt und mit der Dichtigkeit ihrer Bevölkerung die Grösse der Belästigung und der Gefahr, welche durch solche Kranke und für sie selbst entsteht, sobald Aufregungszustände sich einstellen. Die Kranken in diesem Falle rasch in eine fern von der Stadt gelegene Anstalt zu verbringen, ist häufig unmöglich, indem formelle und materielle Hindernisse der verschiedensten Art zu überwinden sind.

Für solche Fälle hat nun, wie bereits früher erwähnt wurde, das französische Irrengesetz Fürsorge getroffen durch Einrichtung der sogenannten Irrendépôts in den Spitälern. Allein diese Dépôts sind nicht im Stande, ihren Zweck in Wahrheit zu erfüllen, so lange sie nicht zu eigentlichen Irrenabtheilungen entwickelt werden. Wenn die ganze Einrichtung nur aus einem Paar Zellen besteht, wie dies früher hier der Fall war, so ist es weder möglich, ein geschultes Wartepersonal aufzustellen noch geregelte ärztliche Pflege einzurichten und die Folge wird immer die sein, dass Kranke gerade in den kritischsten Stadien ihrer Krankheit, in denen ihnen sachverständige Pflege am nothwendigsten wäre, Wochen und Monate lang ohne solche verbleiben.

In einer Stadt von der Grösse Strassburgs sind solche Fälle schon so zahlreich, dass sie unbedingt Berücksichtigung erheischen und dass sie allein genügen würden um das Verlangen nach einer eigentlichen Irrenabtheilung zu begründen [1].

---

[1] Aufnahmen dieser Art erfolgen hier nach Art. 18 und 19 des französischen Irrengesetzes:

Art. 18. A Paris, le préfet de police, et dans les départements les préfets ordonneront d'office le placement dans un établissement d'aliénés, de toute personne interdite ou non interdite, dont l'état d'aliénatiou compromettrait l'ordre public ou la sûreté des personnes.

Art. 19. En cas de danger imminent, attesté par le certificat d'un médecin ou

Wenn somit für die grosse Stadt ein in ihrem Gebiete gelegenes Asyl für Geisteskranke Bedürfniss ist, so ist es nicht minder nothwendig für ein grosses Spital. Für die nicht unbeträchtliche Zahl von Fällen, in welchen in den verschiedenen Abtheilungen eines solchen alljährlich Irrsinn oder Delirium ausbricht, ist nicht genügend gesorgt, wenn nur einzelne Zellen vorhanden sind, in welchen solche Kranke verwahrt werden können, sondern nur dann, wenn die sachverständige Pflege, deren sie bedürfen, in einer vollständig ausgestatteten Irrenabtheilung zur Verfügung steht.

Werfen wir nach diesen Auseinandersetzungen nochmals einen Blick auf das Verhältniss der vor 50 Jahren aufgegebenen Irrenabtheilung zu der jetzt neu erstandenen, so ergibt sich der prägnante Unterschied, dass die damalige enge, unvollkommene und im hintersten Winkel des Spitales untergebrachte Abtheilung zugleich alles umfasste, was im Lande an Irrenanstalten vorhanden war, während die heutige, den modernen Anforderungen der Irrenbehandlung entsprechend ausgestattete Abtheilung einer viel umschriebeneren Aufgabe in der gesammten Irrenpflege des Landes entspricht — nächst ihrer Wirksamkeit als Unterrichtsanstalt vorwiegend der örtlichen Fürsorge für dringende Fälle.

Wenn sie daneben noch in beschränkterer Zahl Kranke aus dem Bezirk und aus den Nachbargebieten aufzunehmen vermag und auch eine gewisse Anzahl von Kranken aus den vermögenden Klassen

---

par notoriété publique, les commissaires de police à Paris, et les maires dans les autres communes, ordonneront, à l'égard des personnes atteintes d'aliénation mentale, toutes les mesures nécessaires, à la charge d'en référer dans les vingt-quatre heures au préfet, qui statuera sans délai.

Die nach Art. 19 dem Bürgermeister zustehende Befugniss ist durch Verfügung des Oberpräsidenten vom 28. Februar 1873 für die Stadt Strassburg auf den Polizeidirector übertragen worden. Die Zahl der durch den letzteren verfügten Aufnahmen in die Irrenabtheilung betrug in dem Etatsjahr 1879-1880 62, 1880-1881 73, 1881-1882 64, 1882-1883 74, 1883-1884 71, 1884-1885 83, 1885-1886 82.

verpflegt, so ist dies zwar für den Unterricht wie für das Gedeihen der Anstalt von Wichtigkeit, fällt aber numerisch kaum in's Gewicht im Verhältniss zu der grossen Zahl von Kranken, die in den vereinigten Bezirksirrenanstalten Stephansfeld und Hördt verpflegt werden.

Nichts aber kann deutlicher die enormen Fortschritte illustriren, welche die Irrenfürsorge in unserem Jahrhunderte gemacht hat, als die Thatsache, dass in jenen Anstalten jetzt über 1100 Geisteskranke verpflegt werden, neben den 90, welche in der neuen Klinik untergebracht sind, während noch in den zwanziger Jahren die 70 Betten der alten Irrenabtheilung die gesammte Unterkunft für Geisteskranke hier zu Lande darstellten.

Dabei mag zugegeben werden, dass zu einem Theile das Anwachsen der Anstaltspflege durch den Umstand unabweisbar gemacht wurde, dass die Häufigkeit psychischer Erkrankung zugenommen hat. Zweifellos bleibt es aber trotzdem, dass zum weitaus überwiegenden Theile die Zunahme der Zahl der Verpflegten dadurch bedingt ist, dass die Einrichtungen zur Pflege und Behandlung bessere geworden sind und dass dementsprechend die Anstalten dem Publicum nicht mehr als Schreckgespenster erscheinen sondern als wohlthätige Einrichtungen zur Linderung von Leiden. Und wenn man daher im Allgemeinen sagen kann, dass das Anwachsen der Verpflegungsziffer ein Mass gibt für die Entwicklung des humaneren Sinnes, der sich in der Art der Irrenfürsorge geltend macht, so darf wohl an dieser Stelle betont werden, dass Elsass-Lothringen hierin zu den best ausgestatteten Ländern gehört und dass es durch Herstellung dieser Klinik ein neues Glied in die Kette der zu humanen Zwecken errichteten Anstalten gefügt hat.

Indem ich mich nun zur Erläuterung der Pläne wende, bemerke ich zunächst, dass die Disposition des Gebäudes dadurch eine verhältnissmässig einfache werden konnte, dass die eigentlichen Wirthschaftsräume entbehrlich waren. Die Klinik ist in dieser Beziehung nach wie vor mit dem Bürgerspital in Verbindung geblieben, das Essen wird aus der allgemeinen Spitalküche herüber gebracht, die schmutzige Wäsche an die Spitalwaschküche abgeliefert, ebenso werden die Arzneien aus der Spitalapotheke bezogen.

Es war, abgesehen von den für die speziellen klinischen Zwecke nothwendigen Räumen Unterkunft zu schaffen für die Irrenabtheilung mit 90 Kranken und für die Epileptikerabtheilung mit 30 Kranken, zusammen also für 120 Kranke. Da sich durch langjährige Erfahrung ergeben hat, dass trotz ungefähr gleichen Zuganges der Bestand in der Männerabtheilung stets ein geringerer ist als in der Frauenabtheilung, so wurde das Verhältniss in der Weise festgesetzt, dass 40 männliche und 50 weibliche Geisteskranke, ferner 10 männliche und 20 weibliche Epileptiker verpflegt werden können. Der Grundriss des Gebäudes erhielt die Form eines lateinischen H, dessen sehr verbreiterter Querstrich in der Mitte durch einen vorspringenden Pavillon vertieft wird. In dem letzteren sind wesentlich die klinischen Räume enthalten. Nach Westen von diesem Pavillon liegt die Frauenabtheilung, nach Osten die Männerabtheilung. Beide sind im Ganzen symmetrisch angeordnet und unterscheiden sich nur dadurch von einander, dass die für eine kleinere Krankenzahl bestimmte Männerabtheilung noch einige Räume für klinische Zwecke abgeben musste.

Das ganze Gebäude besteht aus Kellergeschoss, Erdgeschoss und erstem Stockwerk. Nur im Mittelpavillon ist ein zweites Stockwerk vorhanden, welches die Wohnungen der beiden Assistenten enthält. In dem Kellergeschoss sind an gleicher Stelle die Zimmer für den Portier und den Heizer gelegen. Ausserdem enthält dasselbe 6 Calorifères für die Luftheizung, von welchen zwei in dem mittleren Querflügel und je zwei in jedem Seitenflügel aufgestellt sind. Die Luftheizung ist, mit Ausnahme der Wohnungen der Assistenten und des Portiers und Heizers, welche mit Oefen versehen sind, in sämmtliche Räume des Gebäudes eingeführt, inclusive der Corridors und Treppenhäuser. Zur Abführung der Luft dienen Ventilationskanäle, welche im Speicherraume zu einer Anzahl von grösseren Schachten vereinigt sind, die über dem Dache ausmünden. Auf die Einrichtung von Pulsionsventilation wurde verzichtet.

Ausser den Apparaten für die Luftheizung sind im Kellergeschoss an vier Stellen Warmwasserbereitungsœfen angebracht, von welchen aus die Bäder und Spülküchen sowie die klinischen Räume mit warmem Wasser versehen werden. Zwei Bäder befinden sich im Kellergeschosse selbst, nämlich die für die Epileptiker-Abtheilungen bestimmten, welche beiderseits vom Mittelpavillon dicht unter den betreffenden Abtheilungen gelegen und von denselben aus zugänglich sind.

Von sonstigen Räumen im Kellergeschoss ist eine Werkstätte auf der Männerseite und eine kleinere Waschküche auf der Frauenseite zu erwähnen, in welchen beiden Kranke der betreffenden Abtheilungen Beschäftigung finden können.

Im Erdgeschoss liegt beiderseits vom Mittelpavillon die Abtheilung der Epileptiker, auf deren Einrichtung ich noch zurückkommen werde. An dieselbe schliesst sich in dem Seitenflügel nach rückwärts (Süden) die Abtheilung der Unruhigen, nach vorwärts (Nordseite) die Abtheilung der Paralytischen und Pflegebedürftigen an. Die Abtheilung der Unruhigen besteht aus einem Schlafraume, welcher auf der Männerseite 6 Betten für Kranke und 2 für Wärter enthält, auf der Frauenseite 8 Betten für Kranke und 2 für Wärterinen, ferner aus einem Tagraum, sodann aus Bad, Spülküche und Closet. Ausserdem gehören zu dieser Abtheilung 4 Zellen, welche in dem am Ende des Seitenflügels errichteten Querflügel untergebracht sind und auf einen besonderen Corridor münden, der sowohl vom Tagraum wie vom Hauptcorridor aus zugänglich ist. Die Fenster der Zellen sind aus Scheiben von 2 cm dickem, durchsichtigem Glase in doppeltem eisernem Rahmen zusammengesetzt. Die untern zwei Drittel der Fenster sind feststehend, das obere Drittel ist nach oben verschiebbar und zwar wird es vom Corridor aus mittelst einem unter der Decke herüber geführten, mit einem Gegengewichte verbundenen Schnur auf- und abgezogen, ohne dem Kranken zugänglich zu sein. Ausserhalb der Fenster sind zum Schutze gegen die Sonne aus zwei Abtheilungen bestehende Jalousie-Läden angebracht, welche in gleicher Weise wie die Fenster vom Corridor aus bewegt werden. Die Abtheilung der Unruhigen besitzt, wie jede andere Abtheilung ihren besonderen, mit Bäumen bepflanzten Hof, welcher von der Abtheilung aus direkt zugänglich ist.

Die in dem vorderen Theile des Seitenflügels gelegene Abtheilung für die paralytischen und pflegebedürftigen Kranken enthält 2 Schlafräume (auf der Männerseite mit 8 Betten für Kranke und 2 für Wärter, auf der Frauenseite 10 für Kranke und 2 für Wärterinen), ferner ein Isolirzimmer, Bad, Spülküche und Closet. Von der Einrichtung eines besonderen Tagraumes wurde hier abgesehen, weil stets ein Theil dieser Kranken bettlägerig ist und beständiger Pflege bedarf und weil in Folge hievon das Personal nicht im Stande sein würde, noch weitere Räume zu überwachen. Für die ausser Bett befindlichen Kranken dient der Corridor als Aufenthaltsraum.

Im ersten Stockwerke liegen beiderseits die zwei weiteren zur Verpflegung der Geisteskranken bestimmten Abtheilungen, die der Ruhigen und die der Halbruhigen. Die letztere Abtheilung befindet sich in dem nach hinten gegen Süden gelegenen Theile des Seitenflügels (über der Abtheilung der Unruhigen), die erstere nimmt nach Norden den Raum ein, welcher im Erdgeschoss den 2 Abtheilungen der Paralytiker und der Epileptiker zugetheilt ist.

Die Abtheilung der Halbruhigen besteht aus zwei Schlafräumen (bei den Männern 11 Kranke und 2 Wärter, bei den Frauen 12 Kranke und 2 Wärterinen), einem Tagraum, 2 Isolirzimmern, Bad und Closet. Die Abtheilung dient zugleich als Aufnahme-Abtheilung und nach Bedarf als Wach-Abtheilung. Die in ihr vorhandenen Isolirzimmer sind ebenso wie die bei den Paralytischen und Epileptikern leere Zimmer, deren Wände auf 2 Meter Höhe cementirt sind. Die Fenster unterscheiden sich nicht von denen der übrigen Krankenräume, sind aber mit inneren Läden versehen, die mittelst Dornschlüssel geschlossen werden können.

Die Abtheilung der Ruhigen endlich enthält 3 Schlafräume, einen Tagraum, Spülküche und Closet. Das Bad ist für die Halbruhigen und Ruhigen gemeinsam, es enthält vier Wannen, davon eine mit elektrischer Einrichtung; ferner sind Strahl- und Regendouchen vorhanden, welche selbstverständlich ausschliesslich zu therapeutischen, niemals zu disciplinaren Zwecken verwendet werden.

Eine noch vollständigere Douche-Einrichtung findet sich im Kellergeschoss bei den Bädern der Epileptiker. Bezüglich der Abtheilungen der Ruhigen ist noch nachzutragen, dass sie je ein besser ausgestattetes Zimmer zur Aufnahme von Pensionären enthalten.

Nachdem wir somit einen Ueberblick über die zur Verpflegung der Geisteskranken bestimmten Räume gewonnen haben, erübrigt es, noch einiges über die Abtheilungen der Epileptiker und über die Einrichtungen des klinischen Dienstes hinzuzufügen.

Die Epileptikerabtheilung ist, wie ich schon früher angeführt habe, bereits unter meinem Vorgänger in Bezug auf die ärztliche Leitung der psychiatrischen Klinik angeschlossen worden. Ich habe diese Einrichtung beibehalten und die Abtheilung auch in das neue Gebäude mit herüber genommen, weil mir die Vereinigung sowohl im Interesse der Kranken wie in dem des Unterrichts zu liegen schien. Was das Interesse der Kranken betrifft, so ist bekannt, dass die Epilepsie sich ungemein häufig vorübergehend oder dauernd mit Geistesstörung complicirt. Für die Fälle kurz dauernder Gereiztheit oder Aufregung genügt allerdings die einfache Isolirung der Kranken (es wurde daher auch zu diesem Zwecke in jeder Epileptikerabtheilung ein besonderes Isolirzimmer eingerichtet); in schwereren Fällen wird dagegen die Verlegung der Kranken in die Irrenabtheilung nothwendig und es ist in Anbetracht der grossen Intensität und des plötzlichen Ausbruches mancher solcher Zustände erwünscht, dass diese Verlegung mit möglichst geringer Schwierigkeit und ohne Beschädigung der Kranken oder ihrer Umgebung nach direkt angränzenden Räumen erfolgen kann.

Wie sehr es ferner im Interesse des Unterrichts gelegen ist, dass Fälle von epileptischer Geistesstörung möglichst zahlreich demonstrirt werden können, ergibt sich aus dem Umstande, dass hiebei die Zustände von transitorischer Störung des Bewusstseins besonders häufig vorkommen, welche sowohl in pathologischer, wie namentlich auch in gerichtlich-medicinischer Hinsicht von hervorragender Bedeutung sind.

Es kommt aber noch ein anderer Grund hinzu, welcher die Vereinigung der Epileptikerabtheilung mit der psychiatrischen Klinik zweckmässig erscheinen lässt. In jener Abtheilung nämlich, welche selbstverständlich als einfache Spitalabtheilung fortgeführt wird und somit den Bestimmungen des Irrengesetzes nicht unterworfen ist, werden nicht nur Fälle eigentlicher Epilepsie, sondern auch solche von verwandten Nervenkrankheiten aufgenommen, vor allem also von Hysterie in ihren mannigfachen Formen, dann von Veitstanz, ferner von allen möglichen anderen, nur gelegentlich mit Krampferscheinungen einhergehenden Erkrankungen des Nervensystems, und zwar sowohl der funktionellen wie der auf organischen Veränderungen beruhenden Zustände. Es bietet sich also hier reichliche Gelegenheit zum Studium der Nervenkrankheiten überhaupt und es ist in Folge hievon sowohl dem Lehrer wie dem Zuhörer die Möglichkeit gegeben, sich beständig von dem innigen Zusammenhange zu überzeugen, welcher zwischen den einzelnen Gruppen dieser Krankheiten besteht, und sich darüber klar zu werden, dass auch die psychischen Störungen kein in sich abgeschlossenes und ausserhalb der übrigen Pathologie stehendes Gebiet, sondern vielmehr nur einen Theil der mannigfachen Störungen der Funktionen des Nervensystems darstellen. Die Erkenntniss dieses Verhältnisses hat schon vielfach befruchtend auf die psychiatrische Forschung und rückwärts auf die neurologische gewirkt und es ist daher Pflicht einer Unterrichtsanstalt, dieselbe möglichst zu fördern.

Dem gleichen Zwecke, das Studium der Nervenkrankheiten zu ermöglichen, dient eine weitere Einrichtung, die im Laufe der letzten Jahre hier allmählich ausgebildet und auf deren ausgedehntere Entwicklung bei der Eintheilung der Unterrichtsräume in der neuen Klinik Rücksicht genommen worden ist. Es ist dies eine Poliklinik für Nervenkranke. Ein paar Worte über dieselbe müssen schliesslich noch gesagt sein, anknüpfend an die Beschreibung der Verwaltungs- und Unterrichtsräume.

Die letzteren liegen, wie schon erwähnt, in dem Mittelpavillon, in welchem sich auch der Haupteingang zu dem Gebäude befindet. Im Erdgeschoss sind zwei Räume vorhanden, ein Wartezimmer und ein Bureau, welche bei der Aufnahme von Kranken in Verwendung kommen.

Im ersten Stock liegt neben der Mitteltreppe einerseits ein kleines chemisches Laboratorium, andererseits ein grösseres Mikroskopirzimmer, das zugleich die Sammlung von Präparaten enthält. Weiterhin schliesst sich das gleichzeitig als Bibliothekszimmer dienende Vorzimmer des Direktors der Klinik an, sodann das Bureau desselben.

Der Mitteltreppe gegenüber liegt der Hörsaal, an welchen jederseits ein kleineres Zimmer angränzt. Der Hörsaal ist 6,5 Meter im Lichten hoch[1] und erhält sein Licht durch drei hohe und breite Fenster, welche fast die ganze Nordwand einnehmen, ferner durch ein grosses Oberlicht in der Mitte der Decke. Die Sitzreihen sind aufsteigend angeordnet, so dass von allen Plätzen aus die vorgestellten Kranken gut gesehen werden können. An Stelle des Katheders ist ein Experimentirtisch angebracht, der eine grosse, in zwei Abtheilungen benutzbare constante Batterie, ferner einen Inductionsapparat und alle gebräuchlichen Nebenapparate enthält. Derselbe ist auf Schienen verschiebbar, so dass sowohl bei der Demonstration von Kranken wie bei der poliklinischen Behandlung von solchen ein grösserer freier Raum vor den Bänken der Zuhörer hergestellt werden kann. Ausser diesem Apparate findet sich, seitlich vom Tafelgestell, in einem Wandschranke eine durch einen kleinen Wassermotor in Gang zu setzende Influenzmaschine, von welcher ebenfalls zur poliklinischen Behandlung regelmässig Gebrauch gemacht wird.

In dem einen neben dem Hörsaale gelegenen Zimmer ist eine grosse Siemens'sche Batterie mit Nebenapparaten aufgestellt. Hier werden ebenfalls sowohl klinische wie poliklinische Kranke untersucht und behandelt. Das zweite Zimmer dient zur Protokolirung dieser Fälle, ausserdem als Bureau für die Assistenten und als Warteraum für die in der Klinik zu demonstrirenden Kranken. Dem die Poliklinik

---

[1] Alle übrigen Räume, sowohl die des Mittelbaues wie die in den Krankenabtheilungen sind 4,5 Meter hoch.

besuchenden Publikum ist der mit Bänken versehene und im Winter geheizte Corridor vor dem Hörsaale als Warteraum angewiesen.

Die steigende Frequenz dieser Poliklinik für Nervenkranke [1] lässt erkennen, dass hiemit einem wirklichen Bedürfnisse entsprochen wird, und die mit der grösseren Frequenz sich häufende Gelegenheit, die Uebergänge zwischen den rein nervösen und den eigentlich psychischen Störungen zu beobachten und zu demonstriren, liefert den Beweis, dass diese Verbindung zweier Fächer keine künstliche, sondern eine naturgemässe ist. An diese Thatsache anknüpfend, welche durch ähnliche Erscheinungen auf verwandten Gebieten unschwer zu verallgemeinen ist, möge es mir zum Schlusse gestattet sein, die Ueberzeugung auszusprechen, dass trotz aller scheinbaren Zersplitterung der Wissenschaft, die in der Gründung neuer Fächer und neuer Institute ihren Ausdruck findet, doch schliesslich nicht Trennung und Zerfall heraufbeschworen, sondern vielmehr die Erkenntniss des lebendigen Zusammenhanges der einzelnen Zweige gefördert wird und dem gemeinsamen Stamme neue Säfte zufliessen.

Nach Beendigung der Rede folgte ein Rundgang durch die sämmtlichen Räume der Klinik, woran sich der Kaiserliche Statthalter, Fürst v. Hohenlohe-Schillingsfürst mit den anwesenden Vertretern der Landes- und Universitätsbehörden sowie zahlreiche Professoren und Studirende betheiligten.

---

[1] Die Frequenz ergibt sich aus folgender Tabelle:

1880	traten	13
1881	»	47
1882	»	153
1883	»	138
1884	»	178
1885	»	236
1886	»	341 Kranke in poliklinische Behandlung

Tabelle über die Krankenbewegung in der psychiatrischen Klinik vom September 1872 bis Januar 1887.

	Bestand am 1. Januar.			Zugang.			Gesammtzahl.			Abgang.			Davon: durch Tod.			Davon: Nach Stephansfeld transferirt.			Von den verpflegten Kranken litten an: Delirium tremens.			Von den verpflegten Kranken litten an: Dementia paralytica.		
	M.	W.	S.	M.	W.	S.	M.	W.	S.	M.	W.	S.	M.	W.	S.	M.	W.	S.	M.	W.	S.	M.	W.	S.
1872 (Sept. bis Dec.)	—	—	—	11	12	23	11	12	23	8	8	16	1	—	1	—	3	3	4	—	4	1	—	1
1873	3	4	7	55	56	111	58	60	118	46	46	92	3	3	6	8	12	20	13	2	15	7	4	11
1874	12	14	26	56	36	92	68	50	118	55	32	87	12	8	20	10	4	14	9	1	10	14	2	16
1875	13	18	31	50	49	99	63	67	130	54	46	100	9	7	16	10	7	17	9	1	10	12	3	15
1876	9	21	30	58	60	118	67	81	148	62	62	124	8	5	13	11	15	26	5	1	6	10	7	17
1877	5	19	24	48	58	106	53	77	130	44	57	101	8	5	13	9	15	24	10	1	11	11	7	18
1878	9	20	29	61	73	134	70	93	163	54	64	118	6	9	15	13	16	29	5	1	6	20	6	26
1879	16	29	45	60	56	116	76	85	161	59	65	124	10	2	12	10	18	28	9	1	10	11	6	17
1880	17	20	37	67	61	128	84	81	165	70	52	122	15	5	20	15	13	28	15	2	17	21	11	32
1881	14	29	43	61	60	121	75	89	164	59	67	126	8	5	13	19	15	34	10	4	14	18	1	19
1882	16	22	38	70	96	166	86	118	204	74	91	165	7	1	8	13	13	26	19	2	21	17	5	22
1883	12	27	39	83	89	172	95	116	211	78	79	157	12	2	14	13	10	23	26	4	30	7	6	13
1884	17	37	54	98	95	193	115	137	252	95	107	202	8	6	14	7	7	14	16	2	18	9	—	9
1885	16	30	46	105	95	200	121	125	246	104	93	197	11	9	20	11	19	30	15	—	15	11	2	13
1886	17	32	49	104	111	215	121	143	264	95	98	193	14	8	22	10	12	22	11	2	13	21	1	22
1887	26	45	71	—	—	—																		
Gesammtzahl der Aufnahmen				987	1007	1994							132	75	207	159	179	338	176	24	200	190	61	251
Hierunter enthalten wiederholte Aufnahmen				59	56	115																		
Bleibt die Gesammtzahl der Verpflegten				928	951	1879																		

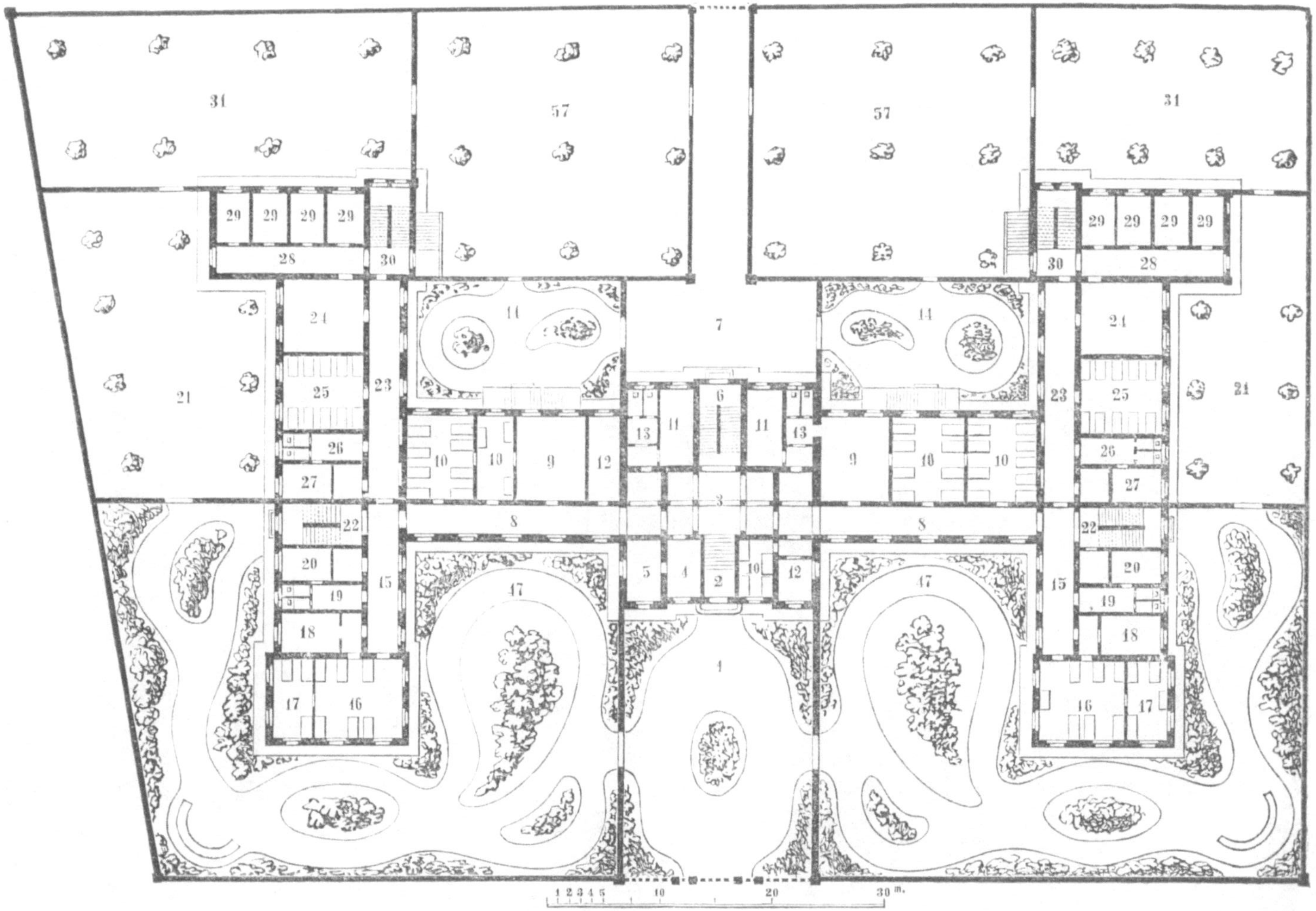

Psychiatrische Klinik. — Erdgeschoss.

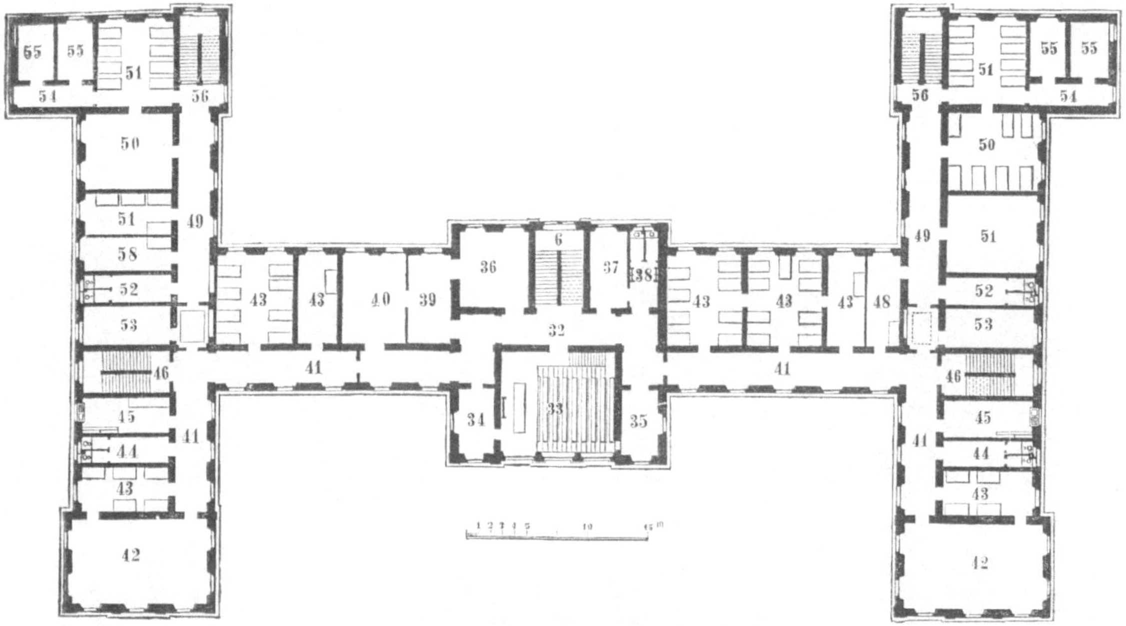

Psychiatrische Klinik. — Erster Stock.

ERKLARUNG DER PLÄNE

I. Erdgeschoss.

1.	Vorgarten.	
2.	Eingang.	
3.	Vestibul.	
4.	Wartezimmer.	
5.	Aufnahmebureau.	
6.	Haupttreppe.	
7.	Diensthof.	
8.	Corridor	der Abtheilung für Epileptiker.
9.	Tagraum	
10.	Schlafräume	
11.	Isolirzimmer	
12.	Separatzimmer	
13.	Closet	
14.	Garten	
15.	Corridor	der Abtheilung für Pflegebedürftige
16, 17.	Schlafräume	
18.	Isolirzimmer	
19.	Closet und Waschraum	
20.	Spülküche und Bad	
21.	Garten	
22.	Seitentreppe.	
23.	Corridor	der Abtheilung für Unruhige.
24.	Tagraum	
25.	Schlafraum	
26.	Closet und Waschraum	
27.	Spülküche und Bad	
28.	Zellencorridor	
29.	Zellen	
30.	Treppe	
31.	Hof	

II. Erstes Stockwerk.

32.	Mittelcorridor.	
33.	Hörsaal.	
34.	Bureau.	
35.	Untersuchungszimmer.	
36.	Mikroskopirzimmer.	
37.	Laboratorium.	
38.	Closet.	
39.	Bibliothek.	
40.	Bureau des Direktors.	
41.	Corridor	Abtheilung der Ruhigen.
42.	Tagraum	
43.	Schlafräume	
44.	Closet und Waschraum	
45.	Spülküche	
46.	Treppe	
47.	Garten	
48.	Zimmer der Oberschwester	
49.	Corridor	Abtheilung der Halbruhigen.
50.	Tagraum	
51.	Schlafräume	
52.	Closet und Waschraum	
53.	Bad	
54.	Corridor	
55.	Isolirzimmer	
56.	Treppe	
57.	Garten	
58.	Zimmer des Oberwärters	

Strassburg, Druck von G Fischbach. — 2318.

MIX
Papier | Fördert gute Waldnutzung
FSC® C083411

Zeitfracht Medien GmbH
Ferdinand-Jühlke-Straße 7
99095 Erfurt, Deutschland
produktsicherheit@kolibri360.de